Dr B. KANELLIS
(DE SMYRNE)

Nécrose totale du Labyrinthe

Communication au Congrès français d'oto-rhino-laryngologie, tenu à Paris, 10-14 mai 1908

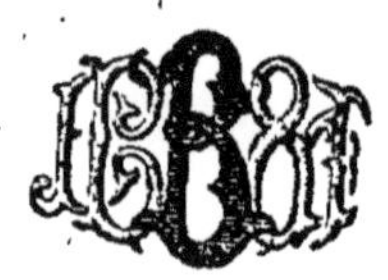

PARIS
LIBRAIRIE J.-B. BAILLIÈRE ET FILS
19, RUE HAUTEFEUILLE, 19
1908

NÉCROSE TOTALE DU LABYRINTHE

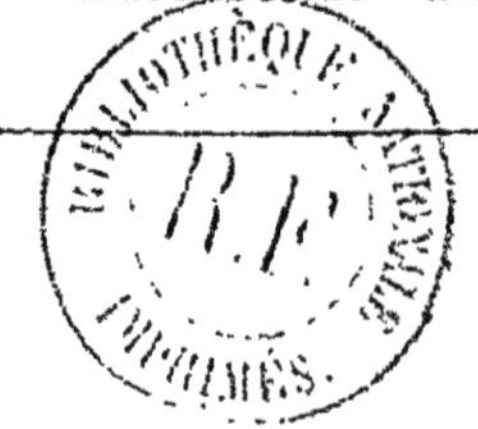

On sait que les nécroses totales du labyrinthe sont très rares. Noll, parmi 86 cas de nécrose du labyrinthe qu'il a pu recueillir dans un récent travail, n'en cite que 17 totales.

Les nécroses du labyrinthe considérées en bloc se rencontrent, selon Bezold (1), dans la proportion de une pour 700 cas de suppurations aiguës et chroniques de l'oreille. Mais ces chiffres, pour qu'ils soient près de la vérité, doivent être comparés avec les statistiques de plusieurs grandes cliniques, ce qui n'a pas été fait, que je sache, jusqu'aujourd'hui.

Le cas que j'ai l'honneur de vous rapporter aujourd'hui est le seul cas de séquestration labyrinthique que j'ai rencontré depuis cinq ans que j'exerce notre spécialité.

Mais ce n'est pas la rareté seule du fait qui me pousse à considérer ce cas comme digne d'intérêt : ce sont surtout les particularités de son évolution et les détails sur la perte de la fonction de l'organe nécrosé, détails qui présentent un grand intérêt au point de vue physiologique.

(1) *Arch. intern. d'otologie, de laryng.*, etc., II, p. 2.

Jean Z..., d'Icarie, 24 ans, issu de parents bien portants et qui vivent encore.

Lui-même ne se souvient pas d'avoir jamais souffert de maladies sérieuses, si ce n'est qu'à l'âge de 10 ans il a eu des fièvres paludéennes qui disparurent par la quinine. Le nez, la gorge, les poumons et les autres organes sont en état normal.

Son oreille droite coule depuis l'âge de 4 ans sans qu'il en puisse indiquer l'origine. Cet écoulement étant intermittent et se manifestant chaque fois sans douleurs du côté de l'oreille, le malade n'y prêta jamais attention et ne se fit jamais examiner par un médecin.

Au mois de mars 1907, à la suite d'un léger refroidisssement il est pris de douleurs atroces dans l'oreille droite, s'irradiant sur toute la moitié correspondante de la tête et suivies de frissons et de vertiges si intenses qu'il fut obligé de s'aliter avec température à 40°. Le soir du même jour, il était tombé dans le coma, dont il ne s'est réveillé qu'après une semaine. Pendant cette semaine d'état comateux sa température n'était pas tombée au-dessous de 39° ; il délirait fréquemment et était couché du côté droit, les cuisses en flexion sur le corps et la tête tenue constamment en opisthotonos. Au moment où il reprit connaissance le cortège symptomatique était le suivant : température à 39°, douleurs atroces de la moitié droite de la tête s'irradiant à la nuque, vomissements survenant à des intervalles très rapprochés et suivis de lipothymie, et vertiges se manifestant au moindre effort qu'il faisait pour s'asseoir sur le lit : il voyait les choses tourner devant lui et tombait du côté malade, le vertige diminuait d'une manière manifeste à la position couchée.

Trois jours après survint une paralysie faciale du côté correspondant à la lésion en même temps qu'un gonflement douloureux de la conque empiétant sur la tempe et sur la mastoïde. L'éoulement d'oreille, de petite quantité au début de son attaque commençait à devenir profus et très fétide pour rester tel jusqu'au jour où il quitta le lit.

Ces symptômes inquiétants, avec des alternatives d'amélioration et d'aggravation, durèrent près de 2 mois et demi, au bout desquels ils commencèrent à s'atténuer progressivement.

C'est ainsi qu'au 15 juin, où il quitta le lit, la fièvre et la paralysie faciale ainsi que l'infiltration douloureuse de la conque avaient déjà disparu depuis une semaine : le malade n'avait plus de vomissements et de lipothymies et au mal de tête atroce succédèrent des élancements rares dans le fond de l'oreille. En même temps l'écoulement d'oreille devint de moins en moins profus. Par contre, les troubles vertigineux ne s'amendèrent pas complètement ; le malade continuait d'avoir la tête lourde et tandis qu'il pouvait se tenir et marcher sans oscillations du corps pendant le jour, il titubait et se sentait entraîné du côté droit dans l'obscurité.

Au mois d'août, ces troubles vertigineux étaient sationnaires; son médecin traitant lui conseilla d'aller consulter un spécialiste à Smyrne.

Le 7 septembre, lorsque je vis pour la première fois le malade, je fus du premier abord frappé par son facies squelettique, sa pâleur et son abattement. Comme il n'était accompagné de personne, l'interrogatoire auquel je l'ai soumis ne me mit pas sur la voie vraie du diagnostic; le malade me répondait par des phrases courtes, ne m'ayant presque rien révélé sur l'état grave auquel il venait d'échapper. A peine si j'ai pu apprendre par lui qu'il avait de temps à autre des vertiges et des douleurs de tête du côté droit, phénomènes qui, se compliquant de temps en temps de fièvre, l'obligeaient à se mettre au lit. L'histoire grave et bruyante que vous connaissez déjà ne me fut racontée qu'après l'opération par sa femme, qui se présenta ce jour-là pour la première fois.

A l'examen, je constatai que le conduit auditif externe était plein de pus fétide et de débris épidermiques ; le tympan et les osselets étaient complètement détruits. A l'aide du stylet, je pus me rendre compte que toute la paroi interne de la caisse était complètement dénudée et insensible. L'injection d'eau chaude, puis froide, dans l'oreille ne provoquait pas de vertiges. La région mastoïdienne avait l'apparence normale et n'était pas douloureuse à la pression.

L'examen acoumétrique me donne les résultats suivants :

O. D.		O. G.
O	R	—
	W	
O	V. Ch	3 mètres
O	Montre air	40 cm.
	» os	—

A la station debout sur la plante des pieds, le malade n'oscilla pas ; sur la pointe des pieds, les yeux fermés, le malade est entraîné du côté droit, après quelques instants.

La marche les yeux fermés n'est pas hésitante, mais il dévie manifestement à droite. Le pouls bat à 70 par minute. Température 36, 5.

Cet examen vraiment sommaire et incomplet m'ayant déjà pris plus d'une demi-heure, je restai là, m'étant formé l'opinion qu'il s'agissait d'otorrhée avec ostéite pariétale de la caisse et envahissement probable du labyrinthe par le processus purulent. Je dis probable, parce que, le malade ne m'ayant rien révélé, comme j'écris plus haut, sur l'état grave auquel il venait d'échapper, je ne pouvais pas avoir grande confiance en sa formule acoumétrique, que je parvins à dégager du dédale de ses contradictions pendant l'examen de l'ouïe.

Néanmoins, je lui proposai l'évidement pétromastoïdien qui fut accepté et fixé pour le 8 septembre.

Opération. — Je l'ai faite dans l'hôpital anglais de Smyrne avec l'assistance éclairée des Drs Chasseau et Eleftériaclès. Après l'incision rétroauriculaire et la rugination des parties molles, je trouve une mastoïde fortement éburnée. Comme l'antre est profondément situé, je procède à sa recherche en suivant de très près la paroi postéro-supérieure du conduit auditif osseux. Contrairement à ce que j'attendais, je n'y ai pas trouvé beaucoup de pus, ni de fongosités; mais quelques débris épidermiques humides et peu fétides que je nettoyai minutieusement avec la curette. Je fais alors sauter la paroi postéro-supérieure du conduit osseux et je procède au nettoyage de la caisse, où je ne trouve pas la moindre trace d'osselets. Je fais l'hémostase avec de petites compresses mouillées à l'eau oxygénée et après les avoir retirées je vois, au milieu de la cavité opératoire, une corde blanche qui se dirigeait de haut en bas et était tendue entre la paroi externe de la caisse et la paroi postérieure du conduit osseux. C'était le nerf facial dégagé de son canal osseux, qui était détruit par la carie. Avec un bon éclairage électrique, je fais des recherches minutieuses dans le but de découvrir les traces du canal semi-circulaire horizontal et je vois avec surprise que, chaque fois qu'une pression légère était exercée par le stylet sur la paroi interne de l'antre, celle-ci se remuait en bloc. Il était évident que je me trouvais devant un séquestre que je parvins à détacher après mille précautions pour ménager les parties environnantes. Muni toujours d'un bon éclairage et du stylet, je m'oriente vers la caisse et je me rends compte que je me trouve devant un second séquestre englobant cette fois la partie cochléaire et vestibulaire du labyrinthe osseux. Ce ne fut pas sans difficultés que je parvins à le détacher du rocher où il était enclavé par des pointes osseuses bizarres formées par la suppuration. Ceci fait, la cavité opératoire se présentait à mes yeux comme un cône très effilé dont le sommet, situé à une profondeur de 6 à 7 cm. environ, ne se prêtait pas facilement aux recherches des détails. Malgré ces difficultés, mon stylet, aidé toujours par le miroir frontal, m'y révéla un troisième séquestre situé un peu en haut et en dedans du second. Il fut détaché très facilement cette fois des restes du rocher où il se trouvait enclavé.

Ceci fait, et après nettoyage complet de la cavité opératoire, je constatai que celle-ci était limitée en haut et en arrière par la dure-mère du lobe sphénoïdo-temporal du cerveau qui était noirâtre et tapissé de fongosités. Les autres parois de la cavité se délimitaient par les restes du rocher.

A la fin de l'opération le nerf facial se trouvait toujours là où nous l'avions trouvé au commencement, tendu comme un pont entre les parois supérieure et inférieure de la cavité opératoire. Dans toutes les manœuvres précitées, nous l'avions toujours tenu en vue pour ne pas le couper, quoique nous fussions sûr qu'une paralysie faciale définitive était inévitable.

L'opération osseuse étant ainsi terminée, je lave la plaie avec de l'eau oxygénée chaude, et après avoir réséqué toute la paroi

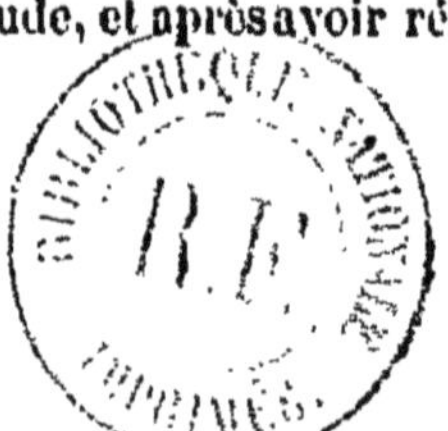

cartilagineuse postérieure du conduit, je mets un seul point de suture sur l'angle supérieur de l'incision rétro-auriculaire, décidé à la laisser béante afin de pouvoir surveiller aisément la cavité. Celle-ci fut soigneusement tamponnée de gaze stérilisée et bandée.

Après le transport du malade sur son lit, je procède à l'examen des sequestres. Je les ai apportés avec moi pour vous les montrer. Comme vous pouvez vous en rendre compte, tous les trois ont à peu près les mêmes dimensions : 1 centimètre sur leur grand diamètre et 5 millimètres sur leur petit. Deux d'entre eux portent très visiblement les traces des trois canaux semi-circulaires tandis que sur le troisième, qui est d'ailleurs le plus épais des trois, on voit très distinctement deux spires de la cochlée et la lame spirale.

9 septembre. — Au réveil du chloroforme, le malade se trouva très bien. Pas de vertiges ni de vomissements. Paralysie faciale complète. Température 37°, pouls régulier bat à 80.

10 septembre. — Toujours pas de vertiges et de fièvre. Le malade dit avoir la tête très dégagée; il prit de la nourriture et put faire quelques pas dans sa chambre sans oscillations du corps. Un peu de nystagmus quand les regards sont portés à gauche.

Le premier pansement fut fait le 10 septembre. Pas beaucoup de pus, mais fétide. Le facial est toujours au milieu de la cavité opératoire, mais il commence à se macérer. Rien de particulier à noter.

Désormais, je fais les pansements tous les deux jours. La suppuration perd petit à petit sa fétidité grâce à une antisepsie soigneuse. Un de ces jours-là je constate que la partie faciale qui se trouvait à nu dans la cavité était complètement détruite. Ainsi la paralysie faciale sera définitive.

Le *30 septembre*, les deux tiers de la plaie étaient déjà épidermisés ne laissant à découvert que son fond qui continuait de donner quelques gouttes de pus dans les vingt-quatre heures. Je me décide alors à faire un examen fonctionnel complet de l'organe auditif en suivant les données du Pr Gradenigo.

A. — *Examen acoumétrique.*

OD		OG
O	R	—
	W	—
O	V. Ch.	3 mètres
O	V. Parlée	6 mètres

La montre est entendue à gauche à 10 centimètres, ainsi qu'appliquée sur la mastoïde ; à droite elle n'est entendue qu'au contact sur la tempe, mais cette sensation sonore est latéralisée à gauche.

Les diapasons C_1 CC_1 C_2 C_3 C_4 ne sont pas perçus du tout par l'oreille évidée après bouchage de l'oreille saine par de la cire pour éviter l'erreur du malade.

B. — *Orientation statique.*

Pour noter les résultats de cet examen, j'adopte les abréviations du Dr Von Stein (1) :

P*p* : OA. Pas de balancement.

P*p* : OO. — —

P*s* : OA et OO —

P*d* et P*g* : OO. Petit balancement après quelques secondes.

D*pp* : OA et OO. — — —

D*pd* : OA — — —

D*pd* : OO. Grand balancement et tendance à tomber à droite.

D*ps* : OO. Petit balancement.

D*ps* : Un peu plus de balancement, mais sans tendance à tomber.

Nota : Tous ces résultats et les suivants ont été vérifiés après plusieurs examens.

(1) Rappelons la signification de ces abréviations : OA = oculi apciti (les yeux ouverts) ; OO oculi occlusi (les yeux fermés). Station à pieds joints, les yeux fermés ou ouverts = *pp* : OA ou *pp* : OO. Sur la plante d'un pied, droit ou gauche = *pd* : OA, OO ou *ps* : OA, OO. Sur la pointe des deux pieds ou d'un seul pied = D*pp* : OA, OO — D*pd* : OA, OO, ou D*ps* : OA, OO. D = digiti (doigts) — *d* = dexter (droit) — *s* = sinister (gauche).

C. — Orientation dynamique.

La marche, les yeux fermés, se fait très sûrement. Le malade ne tient pas les pieds écartés et ne vacille pas. Seulement, par des essais successifs, je fais ressortir une légère déviation constante du côté droit. Le saut à pieds joints est effectué d'une façon presque normale avec une légère déviation toujours à droite.

D. — Troubles des caractères subjectifs.

Ces troubles manquent complètement. Le malade n'a plus de vertige spontané ni artificiellement provoqué.

Troubles de motilité oculaire.

Après rotation autour de l'axe du corps :

1) De gauche à droite.

a) Les regards étants portés vers la gauche : Pas de nystagmus.

b) — — — droite : — —

2) De droite à gauche.

a) Les regards vers la droite : très faible nystagmus.

b) — — gauche : pas de nystagmus.

Ces expériences ayant duré longtemps, le malade en fut très fatigué. Je restai donc là, me proposant de les compléter plus tard.

Le 18 octobre, la plaie était presque complètement épidermisée. Il ne restait qu'une surface osseuse de 3-4 millimètres carrés, sur le plancher de la caisse qui suintait encore un peu. Le malade a engraissé et se sent très bien. Il désire reprendre son travail et pour cela il veut rentrer chez lui par le bateau qui quitte Smyrne le lendemain.

Nouvel examen fonctionnel :

A. *Acoumétrie.* Même formule que plus haut.

B. *Orientation statique :*

Les résultats diffèrent des précédents en ceci :

Pd : OO. Pas de balancements.

Pg : OO. — —

Dpd : OO. Balancement léger sans tendance à tomber.

Dps : OA ou OO. Pas de balancement.

C. *Orientation dynamique* : La marche et le saut s'effectuent sans déviation.

D. Troubles de la motilité oculaire :

Un peu de nystagmus est manifeste à la rotation autour de l'axe du corps, de droite à gauche.

Pas de nystagmus après irrigation de l'oreille droite à l'eau chaude ou froide.

Nystagmus horizontal après irrigation de l'oreille gauche à l'eau chaude ou froide. Les autres expériences ont donné les mêmes résultats que lors du premier examen.

Le malade ne se sentant pas fatigué cette fois, je décide d'étendre mes expériences sur le sens gustatif :

Il perçoit le goût du sucre, de la quinine, du sel et du vinaigre sur la moitié gauche seule des 2/3 antérieurs de la langue.

La base de la langue perçoit le goût de toutes les substances précitées, sauf le sel, qui n'est perçu qu'à gauche.

Les piliers, le voile du palais et la paroi postérieure du pharynx ne perçoivent rien.

La paralysie faciale reste toujours complète. Le nerf ne réagit pas à la farodisation ni à la galvanisation.

La longue histoire clinique que je viens d'avoir l'honneur de vous rapporter, et qui nous fournit plusieurs points intéressants et instructifs, peut être divisée en trois périodes bien distinctes.

La première commence à l'âge de 4 ans et finit au mois de mars 1907, ayant ainsi duré vingt ans. C'est l'histoire pure et simple d'une otite moyenne purulente chronique, négligée complètement par le malade et ayant évolué sans incident.

La deuxième période dure deux mois et demi et finit à

juin 1907, au moment où le malade se lève du lit. Celle-ci présente des particularités intéressantes dignes de nous arrêter quelques instants : Elle débute au mois de mars par un cortège symptomatique bruyant et grave constitué par des vertiges intenses, haute température, grands frissons, douleurs atroces d'oreille et de tête, suivis quelques heures après de coma ; en outre opisthotonos et position en chien de fusil du malade. Le coma dura une semaine, puis le malade reprend connaissance en même temps qu'apparaissent du gonflement douloureux de la langue et de la région temporale, de la paralysie faciale sans que les vertiges et les douleurs de tête diminuent. Cet état grave dure à peu près deux mois et demi au bout desquels le malade se lève du lit n'ayant plus que des vertiges atténués avec écoulement profus d'oreille.

Comment expliquer ces phénomènes ?

Et d'abord l'envahissement soudain du labyrinthe survenu évidemment au mois de mars 1907 peut-il expliquer seul tout le cortège symptomatique du début de cette période? Oui, tous, sauf le coma et l'opisthotonos, qui ne peuvent être dus qu'à une complication endocranienne.

Je pense que, chez mon malade, la transmission du processus morbide, de la caisse dans la labyrinthe, s'est peut-être faite par le moyen du canal semi-circulaire externe, dont le canal osseux serait déjà érodé par la suppuration au moment où l'attaque s'était déclarée. Il a suffi d'une exaltation de virulence du processus morbide par un léger refroidissement, pour que ceci pénétrât d'emblée et envahisse tout le labyrinthe ; de là, peut-être par l'aqueduc du vestibule, il attaqua la dure-mère du lobe sphénoïdo-temporal du cerveau et y produisit une pachyméningite localisée avec collection purulente extradurale.

Plus tard, le processus purulent envahit les cellules qui entourent la capsule périotique, préparant ainsi les séquestres du labyrinthe. Après la formation complète de ces derniers la collection purulente extradurale trouvant des voies constituées par les interstices de trois séquestres commence à se drainer abondamment à l'extérieur ; c'est alors que les symptômes graves endocraniens s'amendèrent pour donner lieu à l'infiltration douloureuse de la conque et des parties environnantes, infiltration due probablement à de la périchondrite des cartilages de la conque. Ainsi, graduellement et par le moyen de ce drainage improvisé de la collection endocranienne, l'état grave du malade cesse et celui-ci n'a plus, au mois de juin, que les phénomènes vertigineux, dus non pas à l'irritation du labyrinthe, puisque celui-ci était déjà totalement détruit, mais à l'irritation du nerf vestibulaire qui baignait dans du pus ainsi qu'à la perte des fonctions de l'organe. Avec ces derniers phénomènes commence la troisième période de l'histoire du malade, période qui finit avec l'opération.

Or, la séquestration du labyrinthe, chez mon malade, fut si salutaire qu'on peut dire presque sûrement que c'est elle qui l'a sauvé ; si elle ne fût pas survenue, le malade aurait probablement succombé à une leptoméningite généralisée ou à une autre des complications mortelles otitiques du cerveau.

Cette bénignité relative de la nécrose du labyrinthe fut observée et notée par plusieurs auteurs, notamment par Gradenigo et Bezold. La mortalité de cette complication ne s'élèverait, d'après le premier de ces deux auteurs, qu'à la proportion de 20 0/0 des cas observés.

L'opération fut exécutée à temps et délivra le malade

d'une complication toujours imminente, tant que les séquestres, trop volumineux et enclavés dans le rocher pour être éliminés spontanément, n'étaient pas extraits par voie chirurgicale.

Les commentaires sur l'état post-opératoire du malade sont absolument superflus, vu la régularité avec laquelle la cicatrisation et l'épidermisation de la plaie ont été faites. C'est ainsi que, sans nous y arrêter, nous préférons passer rapidement à la critique des fonctions physiologiques observées après la suppression de l'organe séquestré.

Les détails recueillis par l'examen acoumétrique d'avant et après l'opération nous permettent de conclure, avec Gradenigo et Bezold, qu'après la suppression du labyrinthe l'organe auditif reste complètement dépourvu de ses fonctions acoustiques. L'opinion émise par quelques auteurs que, malgré l'élimination du labyrinthe, il persiste un degré d'audition plus ou moins considérable est d'après nous erronée; les auteurs auraient expérimenté sur des malades dont l'audition était normale du côté sain, et nous savons combien il est difficile de mettre complètement hors de cause l'oreille saine. Chez notre malade, cette erreur a pu être évitée, son oreille gauche étant loin d'entendre normalement, comme l'indique sa formule acoumétrique (1).

Reste maintenant à tirer quelques conclusions des détails fournis par l'examen de l'appareil statique du malade.

Nous avons vu que celui-ci, 20 jours après l'opération, présentait encore des troubles d'orientation assez manifestes se résumant en petits balancements à presque toutes les combinaisons de la station sur la pointe des pieds, les yeux

(1) Le malade souffrait en même temps d'otite catarrhale chronique gauche.

fermés ou ouverts, et en grand balancement avec tendance à tomber à droite, à la station les yeux fermés, sur la pointe du pied droit (1). En outre, le malade déviait presque constamment du côté droit à la marche et dans le saut en ligne droite. Le 18 octobre, tous ces troubles avaient complètement disparu, il ne restait qu'un petit balancement à la station sur le pied droit, les yeux fermés.

La conclusion, c'est que les troubles a orientation causés par la suppression du labyrinthe, troubles dus, pour la plupart, selon nous, à la persistance des phénomènes d'irritation du côté des noyaux centraux du nerf vestibulaire, disparaissent petit à petit complètement, finissant par être suppléés par le labyrinthe du côté opposé.

Au point de vue des troubles de la motilité oculaire constatés chez notre malade après la perte de son labyrinthe droit, ils sont sur tous les points concordants avec ceux observés par Wanner. On sait que cet auteur, chez trois de ses malades privés de labyrinthe d'un côté, a constaté, comme nous, l'absence de nystagmus après rotation du malade autour de l'axe du corps dirigé de l'oreille saine vers l'oreille sourde. Le fait contraire fut relaté par Bezold et Moll, de sorte que, pour arriver à éclaircir cette question intéressante, chaque nouveau cas de nécrose labyrinthique dûment étudié constitue un document précieux.

Abordons maintenant la question de la paralysie faciale, arrivée sur notre cas.

Nous avons vu que le nerf facial, par le fait de l'extraction des séquestres, se trouva à la fin de l'opération tendu dans le vide de la cavité opératoire et dépourvu de son

(1) Ce dernier fait était tellement constant après plusieurs expériences qu'on peut se permettre d'en conclure qu'il doit exister une relation entre l'appareil statique d'une oreille et la moitié correspondante du corps.

canal osseux sur une longueur de un centimètre environ. Or, cette partie découverte du facial n'aurait pu, en aucune manière, échapper à l'action destructive du pus dans lequel il baignait les premiers jours, après l'opération. Il en résulta sa solution de continuité et, partant, une paralysie faciale inévitable.

Les détails de l'examen du goût, cités plus haut, nous font admettre en même temps la solution de continuité de la corde du tympan dans le rocher, la sensation du goût sur les deux tiers antérieurs de la langue du côté droit étant abolie. D'autre part, l'abolition partielle du goût à la base de la langue concorde avec celle observée par le Pr Bezold (1) sur son cas et nous fait admettre une solution de continuité du rameau de Jacobson. On sait que ce rameau nerveux constitue une anastomose entre le ganglion pétreux du nerf glosso-pharyngien et le ganglion otique de la troisième branche du trijumeau et fournit les filets gustatifs de la base de la langue, de l'arc glosso-palatin et de la paroi postérieure du pharynx.

(1) *Loc. cit.*

Poitiers. — Imprimerie Blais et Roy, 7, rue Victor-Hugo.

www.ingramcontent.com/pod-product-compliance
Ingram Content Group UK Ltd.
Pitfield, Milton Keynes, MK11 3LW, UK
UKHW020540230726
13925UKWH00006B/2396